7~12个月婴儿生理特点与保健

方光光 曾春英 陈 斌 / 主编

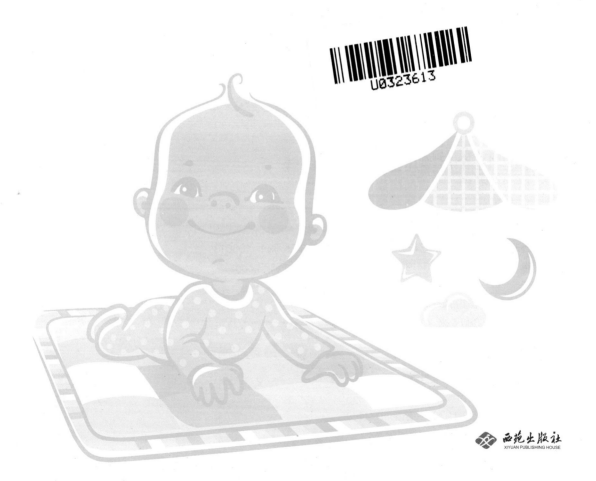

西苑出版社
XIYUAN PUBLISHING HOUSE

图书在版编目（CIP）数据

7~12 个月婴儿生理特点与保健 / 方光光，曾春英，陈斌主编 . — 北京：
西苑出版社，2020.9（2021.7 重印）

ISBN 978-7-5151-0741-7

Ⅰ . ① 7… Ⅱ . ①方… ②曾… ③陈… Ⅲ . ①婴幼儿－保健
Ⅳ . ① R174

中国版本图书馆 CIP 数据核字 (2020) 第 129701 号

7～12 个月婴儿生理特点与保健

7～12 GE YUE YING'ER SHENGLI TEDIAN YU BAOJIAN

出版发行	西苑出版社 XIYUAN PUBLISHING HOUSE
通讯地址	北京市朝阳区和平街 11 区 37 号楼　　邮政编码：100013
电　话	010-88636419　　E-mail：xiyuanpub@163.com
印　刷	三河市嘉科万达彩色印刷有限公司
经　销	全国新华书店
开　本	880 毫米 ×1230 毫米　1/24
字　数	30 千字
印　张	3.3
版　次	2020 年 9 月第 1 版
印　次	2021 年 7 月第 2 次印刷
书　号	ISBN 978-7-5151-0741-7
定　价	20.00 元

编　委　会

顾　　问：周洪宇　霍力岩

总 主 编：方光光　乔莉莉

副 主 编：曾春英　沈千力

主　　任：周宗清　万　智

副 主 任：陈志超　焦　敏　王　蕾

委　　员：江中三　左　军　吴　伟　胡明亮　杨兴兵　王力军　陈冬新

　　　　　杨　燕　刘　华　李瑞珍　李　丹　王雪琴　崔小琴　沈千力

　　　　　谢　俊　肖　志　蒋邓鋆　邓文静

专家团队：湖北省学前教育研究会·科学育儿指导中心

　　　　　湖北省融合出版工程技术研究中心

　　　　　武汉大学

　　　　　湖北幼儿师范高等专科学校

　　　　　武汉市妇幼保健院

　　　　　武昌区妇幼保健院

目 录
CONTENTS

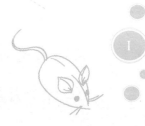

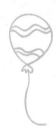

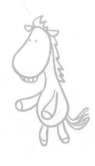

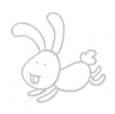

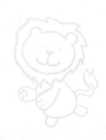

7~12个月婴儿生理特点与保健

7~9个月婴儿的生长规律是什么？

　　7~9个月婴儿生长速度比6月龄之前减慢。婴儿体重每月增加0.3千克，身高每月增长1.5厘米，头围每月增长1厘米。

7~9个月婴儿的运动发育规律是什么？

7~9个月婴儿的运动发育情况如下：

❶ 大运动发育方面

7月龄婴儿已经可以独自坐稳，并且逐渐从俯卧位坐起；8个月龄婴儿已经坐得很稳，可以前后左右自由转身，腹部着地爬行或手膝位爬行，在此过程中，爬行训练可以促进婴儿肌肉协调，扩大婴儿认知范围；9月龄婴儿可以从卧位自己坐起，能拉物站起来，发育快的婴儿还能扶着围栏、沙发蹒跚行走。

❷ 精细运动发育方面

7月龄婴儿双手可以抓物，并且逐步学会拇指与其他四指对接抓物；8月龄婴儿小手指可以捏起碎物、小纸片、小饭粒等，喜欢撕纸，敲敲拍拍，翻来覆去地看手里的玩具；9月龄婴儿手眼协调更好，可以双手拿着玩具对敲，把小盒子放进大盒子，模仿大人的动作，听到"欢迎"会随之模仿拍手。

7~9个月婴儿的神经心理发育规律是什么？

7~9个月婴儿的神经心理发育情况如下：

① 神经心理发育

听到音乐有变化，会有明显的反应，并且可以立刻寻找。对自己的名字很敏感，并且当着他的面用纸张盖住玩具，他可以找到。喜欢玩躲猫猫的游戏，并且乐此不疲。7~9个月的婴儿会发ma、pa、da等音，对外界环境感兴趣，喜欢到户外活动。

9个月的婴儿已经可以听懂一些词及一些简单的指令，如"把手给妈妈""张开小嘴巴""妈妈在哪里"等，以及做拍手、再见等一些动作。

6

❷ 情绪发育

已经开始认生，对带养人有明显的依恋。发展良好的依恋关系可以给婴儿安全感，促进他将来正常的人格发展。

7~9个月婴儿发育异常的表现有哪些?

❶ 大动作方面的异常

7月龄婴儿不能连续翻身,独坐不稳;8月龄婴儿不能匍匐爬行;9月龄婴儿不能手膝位爬行。

❷ 精细动作方面的异常

7月龄婴儿不能玩具换手拿,8~9个月的婴儿不能指捏玩具。呼名不能回头,不能发ma、pa、da等音,不认熟悉的人,对熟悉的人没有依恋。

如何增强7~9个月婴儿的运动能力？

① 大动作方面

锻炼独坐并且坐得好，辅助连续打滚，俯卧原地打滚，爬行训练，辅助手膝位爬行，爬楼梯，辅助站立。

② 精细动作方面

辅助撕纸，小手指捏物训练，双手敲击玩具，用棍子捞玩具等训练。

如何促进7~9个月婴儿的神经心理发育？

　　提供丰富多彩并且符合年龄的玩具。认识玩具的颜色、形状、软硬质地等。经常与婴儿一起做游戏，发展各项技能，经常与婴儿讲话，并做简单讲解。让婴儿自己体验，不要事事代劳。注意环境安全，提供适宜的环境供给婴儿进行翻身、独坐和爬行训练。

如何与7~9个月婴儿做亲子游戏?

❶ 认物找物

把婴儿熟悉的几个玩具放在婴儿面前，先说出玩具的名称，拿给婴儿看或摸，然后放进篮子里。再一个一个地拿出来，同样边说边做。接着说一个玩具名称，让婴儿去抓。把玩具当着婴儿的面用布盖起来，露出一小部分让婴儿找，找到后要继续给他玩以示鼓励。

❷ 匍行取物

婴儿俯卧，匍行交替推他脚底，前面放置玩具逗引他向前。

❸ 训练婴儿理解能力

和婴儿面对面，说并且做"拍拍小手""点点头"等动作，让婴儿模仿。

怎样合理地喂养7~9个月婴儿？

❶ 营养素的补充

首先要让家长认识到所有营养素和微量元素不是可以天天吃、随便补充的。所有的营养素和微量元素，当你需要时是食物，当你缺乏时是药物，当你补充过量时是毒物。必须在医生的指导下进行适当的补充和定期调整。

❷ 转奶期食物添加

7~9个月的婴儿，一昼夜喂奶3~4次即可，晚餐可以完全由转奶期食物代替。

❸ 添加转奶期食物品种

（1）添加干、硬食物：开始让婴儿吃干、硬食物，如烂面、烤馒头片、饼干等，以促进牙齿的生长并锻炼他的咀嚼吞咽能力。

（2）添加杂粮：可让婴儿吃一些玉米面、小米等杂粮做的粥。杂粮的某些营养素高，有利于婴儿健康生长。

（3）增加动物性食物的量和品种：可以给婴儿吃整蛋，还可增添肉末和猪肝泥。

给婴儿添加辅食的原则是什么？

婴儿胃肠道发育还不够成熟，辅食添加不当容易造成消化功能紊乱，甚至引起腹泻，所以给婴儿添加辅食应当遵循以下几个原则：

（1）从一种到多种，先尝试一种辅食，比如米粉，经过3~7天适应后再添加另外一种。逐步将粮谷类、蛋白类、蔬菜、植物油，一种一种地添加进去。

（2）辅食要由稀到稠，由淡到浓。

（3）辅食的量从少到多。一种辅食已经适应，以后逐步增加量。

（4）辅食要由细到粗。细嫩食物容易吞咽消化，如先用菜叶制作成菜泥给婴儿，以后可以逐渐增粗一点质地。

哪些食物含有人体所需的六大营养素？

① 蛋白质

乳类、鱼类、蛋类、豆类、谷类及硬果（核桃、花生等）中都含有。

② 脂肪

各种动物、植物性的油料都是脂肪的主要来源。

③ 碳水化合物

乳类、五谷、蔗糖、水果、根茎类植物及蔬菜等都含有。

④ 维生素

维生素可分脂溶性和水溶性两大类（维生素A、D、

E、K属于脂溶性，B族维生素、维生素C属于水溶性）。脂溶性维生素除猪油外，其他如动物肝脏、蛋黄中也含有；深色蔬菜如胡萝卜等含有维生素A元素（能在人体内转变为维生素A）；一般水果、蔬菜、谷类、豆类都是水溶性维生素的主要来源。

❺ 矿物质

食盐、肉类、乳类、蛋类、肝脏、蔬菜、豆类等多种食物均含有。

❻ 水

饮入液体为主要来源，另外在体内营养素代谢过程中，也可以产生一部分水。

怎样给婴儿制作辅食？

给婴儿添加辅食，有的家长嫌麻烦，有的不知道如何制作，以致大人吃什么就给孩子吃什么，容易引起婴儿营养缺乏。现介绍几种常用的辅食制作方法：

（1）菜水：将洗净、切碎的菠菜、油菜、小白菜等投入沸水，盖好锅盖，煮3~5分钟，离火冷却后去盖，取出汁液，加适量糖或少许盐即可食用。

（2）胡萝卜汁：将250克胡萝卜洗净、切碎、蒸酥，捣成泥，再加500毫升水，加糖50克可得胡萝卜汁。

（3）新鲜水果汁：如选取新鲜柑橘洗净，去皮，放在碗内用小勺压出汁，除去残渣即成。加少许糖、适量温开水后食用。

（4）蛋黄泥：先将鸡蛋洗净带壳煮熟，剥壳去蛋白，取蛋黄加温开水少许，用汤匙捣烂研碎成泥状，加入牛奶、米汤、菜水中吃。

（5）猪肝泥：取新鲜猪肝，洗净切片剔去筋膜，在碗中捣碎使成泥状，加少许油、盐在锅中炒一下即成。将其加入粥、面汤或菜水中吃。

（6）粥类：将优质大米用水浸泡后放置锅内熬至极烂成糊状。菜肉粥的制作，就是在粥中再加肉末、碎菜末、盐，同煮至烂即成。将预先制好的各种猪肉松、牛肉松、鱼松加在粥中，也是良好的辅食。

（7）蛋羹类：将一个新鲜鸡蛋打散后加水至1/3~1/2碗，加油、盐少许，放入锅中蒸至凝固后即可，一般需要15分钟左右。

（8）豆腐脑：豆腐粉少许，用温开水调成糊状，加水冲开，上锅熬煮，待熟后加入少许石膏，即成家制豆腐脑。

怎样合理地选购强化食品？

在食品中补充某些缺少或特殊需要的营养成分称为食品的强化，制成的食品称为强化食品。强化食品在20世纪30年代已问世，近20多年来迅猛发展，形成大规模的工业生产。强化食品可以弥补一些天然食品的缺陷，使婴儿营养更全面。

现代科学证明，几乎没有一种天然食物能单独满足人体对各种营养素的需要。谷物是我国人民的主要食品，它含有丰富的碳水化合物，但是蛋白质较少，而且赖氨酸和蛋氨酸严重不足。为了保证人体健康的需要，应在吃谷物的同时，补充动物性食物或大豆，以取得氨基酸的平衡。如果在谷物中加入上述氨基酸，就能大大提高谷物中蛋白质的吸收率，营养价值就更能提高。实验证明，用赖氨酸和蛋氨酸强化的婴儿奶糕喂养婴儿，可以明显加快婴儿的生长发育速度。

因此，经常给婴儿吃一些强化食品，对他们的健康是很有益的，如铁强化、锌强化及各种维生素强化食品。但是，强化食品添加并非多多益善。某些强化食品吃多了，往往会造成营养素之间的比例不平衡而影响整体营养。也有因同时吃多种强化食品而引起维生素D过量及铁过量中毒的例子。所以，服用强化食品要有明确的针对性，严格掌握添加剂量。

目前使用最多的强化食品，包括米粉、乳制品、婴儿零食等，会根据不同功能需求添加维生素A、B、C、D等；矿物质钙、磷、铁等；氨基酸，如赖氨酸、蛋氨酸等。使用时要了解婴儿所需，并且仔细研读强化营养物的总剂量与婴儿每日体重所需剂量，避免多种食物累加超出正常。同时可以在医生的建议下合理选购强化食品。

7~9个月婴儿的饮食行为特点是怎样的？

婴儿在7~9个月时已经可以独坐稳当，可以抱奶瓶自己喝奶，可以抓握食物向嘴里送，可以逐渐用食指和拇指对捏比较细小的食物。对辅食显示出浓厚的兴趣，用小勺喂养时，会微笑，并张开嘴巴。初始时对小勺食物会啜饮，逐渐会张开嘴舌体下降容纳小勺，接受勺中食物，并逐渐学会将食物推送舌头两边，有初步的咀嚼动作，为今后牙齿萌出以及接受固体状食物做好准备。

对7~9个月婴儿应怎样安排饮食起居？

部分7~9个月婴儿已经可以停掉夜间奶，大部分在白天进食。例如：早上6点、上午10点、下午3点、晚上9点各喂奶一次，每次180~200毫升。中午12点、下午6点两次辅食，中餐、晚餐吃饭和菜等辅食，并逐步添加转奶期食物。

上午、下午各小睡一次，下午建议午睡时间不超过下午3点，以保证夜间整夜睡眠。建议居住地点及带养人不要随意改变。

7~9个月婴儿每天排便几次是正常的？

　　7~9个月婴儿因为辅食引入，大便会逐渐成形，每天固定1~2次排便。婴儿刚开始接受辅食时，大便会有食物原形排出，比如菜叶，如果没有过多水分，家长不必担心，随着婴儿胃肠道功能的成熟，食物会消化吸收得更好，就不再会出现食物的原形。

婴儿几天不排便是便秘还是"攒肚"？

有的婴儿刚开始添加辅食时会有几天不排便的现象，再次排便时会出现吃力、大便干硬的情况。发生这种情况，首先要看婴儿每月的体重增加情况，如果体重增加不良，有可能是进食量过少，不能满足婴儿需求。如果体重增加良好，则有可能是辅食添加过于细腻（比如只添加精细米粉及奶），或者没有膳食纤维，导致不能形成粪渣。这种情况要逐渐添加蔬菜，辅食里的粮谷类食物可以改成稠粥等富含膳食纤维的食物，可以再添加一些益生菌。如果婴儿大便不干结，几天拉一次也属于正常，这就被称为"攒肚"，母乳喂养比较容易发生这种情况。

7~9个月婴儿每天的睡眠时间是多少？怎样合理安排婴儿的睡眠？

7~9个月婴儿每天的睡眠时间在10~12小时，白天为2~3小时，夜间为9~10小时。上午、下午各小睡一次，下午建议午睡时间不超过下午3点，以保证夜间整夜睡眠。注意，居住地点及带养人不要随意改变。

逐渐夜间整夜睡眠，可以尝试以下几种方法：

（1）形成日睡眠时间表，合理安排好每日饮食及睡眠时间。

（2）在婴儿迷迷糊糊快进入睡眠状态时，把婴儿放到床上，让其自行入睡。

（3）避免夜间喂食。

（4）保持夜间黑暗安静的睡眠环境。

婴儿频繁夜醒哭闹是什么原因？如何处理？

　　7~9个月的婴儿逐步减少夜间喂奶，夜间睡眠时间会逐渐延长，逐步达到夜间不再喂奶。

　　婴儿如果夜间频繁哭闹，可能是以下几点原因：

　　（1）饮食安排不当是夜间睡眠不安的主要原因。建议在午餐和晚餐时间给婴儿添加足够质量的辅食，比如稠粥半碗加鱼泥、蔬菜泥、1毫升植物油，给予足够的热量后，晚上9点入睡前再喂一次奶。

　　（2）夜间频繁哺乳或者喂水增多，导致膀胱憋胀从而夜间哭闹。

　　（3）日间睡眠时间安排不合理。建议在下午3点以后不再睡觉，夜间睡眠会好一些。

　　（4）频繁更换居住地点及带养人造成的婴儿不

适应。

（5）睡眠环境过热、过湿，或者婴儿生病身体不适。

综上所述，合理地安排婴儿的饮食起居可以减少夜间频繁地夜醒哭闹。

婴儿每天必须摄入一定量的膳食纤维吗？

膳食纤维是由几千个葡萄糖、果糖和半乳糖分子相互联结而构成的一种多糖类物质，由于分子之间联系紧密，故其质地坚韧。它是构成植物性食物细胞壁的主要成分。由于结构不同，膳食纤维又可分为纤维素、半纤维素、木质素和果胶等，其中以纤维素数量最大也最为重要。由于人体的消化道中缺少分解膳食纤维的酶，所以它不能被吸收利用。虽有少量纤维素可被大肠中的细菌分解成二氧化碳、氢气和有机酸，但其数量微不足道，故绝大部分膳食纤维最后都成为食物残渣从粪便中排出。长期以来，它一直被当成食物中的废料而不被重视。近年来的观察证明，膳食纤维具有一些独特的生理功能，并逐渐引起人们的青睐。

膳食纤维是最安全有效的通便剂，纤维素类虽不被消化但能吸收一定量的水分（每克纤维素可增加5~7克粪便），从而刺激肠道蠕动，促进排便，对防治痔疮和肛裂具有一定的作用，还可以防止肥胖，预防成年后患有心血管等疾病，适当多食膳食纤维具有重要意义。

　　膳食纤维主要存在于谷物、蔬菜、水果、豆类等食物中。婴儿在发育6个月以后可以添加辅食，建议给予适当的粮谷类食物，从米粉逐渐过渡到稠粥、蔬菜泥、水果泥，从一种到多种，从细到粗，维持每天适量的膳食纤维摄入。

婴儿出牙和换牙有什么规律？

刚生下的婴儿没有牙齿，这时乳牙的牙胚隐藏在上下颚骨中，被牙龈遮盖着。婴儿一般出生后6~7个月，也可早至3~4个月，迟至10个月萌出第一颗乳牙；也有的婴儿1岁左右才萌出第1颗乳牙。其出牙顺序是先下后上，成对长出，依次是下中切牙、上中切牙、上下侧切牙、第一乳磨牙、单尖牙、第二乳磨牙全部出齐。

随着年龄的增长，在正常情况下，从6~7岁开始顺着乳牙的位置长出恒牙，替换乳牙，至13岁左右，20颗乳牙全部被恒牙所代替，然后在最后那颗恒牙的后面长出3颗恒磨牙，全口共32颗恒牙。如果善于爱护牙齿，防止病变或损伤，恒牙可与我们相伴终生。

孩子长得越胖越健康吗？

不少家长往往以身体胖瘦来衡量孩子是否健康，这是不对的，事实上肥胖并不等于健康。一般来讲，在出生后6个月内，孩子的皮下脂肪发育最快，储存较厚；1岁以后，发育减慢，皮脂逐渐变薄。而有的孩子1岁以后继续发胖，这将会给孩子的健康带来不利影响。

肥胖是指因体内储存脂肪过多，使体重超过同身高孩子平均体重的20%。少数肥胖是由内分泌性疾病或脑部肿瘤等引起，称为病理性肥胖。通常所说的肥胖，大都是指单纯性肥胖，其产生的原因有：

（1）遗传性。有资料显示，双亲肥胖者其子女70%可发生生理性肥胖。

（2）后天性。进食过多甜食、油炸食物等高热量食物，加之活动较少者，使多余的营养物质储存在脂肪细胞内形成肥胖。这些孩子大多形成"肥胖—能吃能睡—肥胖"的恶性循环。

肥胖可影响孩子健康，主要表现在：

（1）肥胖的孩子体内抗体不足，对疾病的抵抗能力较低，经常要去看医生，这就是"虚胖"的孩子容易生病的原因。

（2）肥胖的孩子在儿童期或成年后，易发生高脂血症、高血压、动脉粥样硬化、冠心病、糖尿病等严重慢性疾病。

防治肥胖建议采取以下措施：

（1）查明造成孩子肥胖的原因，在医生的指导下采取针对性防治措施。

（2）适当减少孩子的进食机会和进食量，特别要少吃动物性脂肪，适当控制碳水化合物（主食）的摄入量。如有饥饿感，可多吃蔬菜水果，满足饱腹感。注意优质动植物蛋白的补充，以满足生长发育的需要。

（3）有意增加孩子的活动量，如游戏、慢跑、游泳等，可以使体内热量消耗增加，脂肪储存减少，体质增强。

婴儿毛发稀黄是营养不良吗？

　　头发是皮肤的附属器官，婴儿头发生长的好坏，与营养有一定关系。如果胎儿期营养充足，头发一般都生长得良好。但是如果婴儿在出生后营养不足，有腹泻或者慢性疾病，或者喂养不当，头发就会发黄而且稀少，没有光泽。但是如果有的婴儿头发不多但有光泽，并且与父母双方相似，而且身高、体重都增长良好，就不必过多担心。对于头发稀少而且有营养性疾病，如贫血、佝偻病、消化不良等的婴儿，应及时治疗。

婴儿需要补充微量元素吗？

在婴儿出生6个月内，因为从母体得来的各种营养物质可以满足其生长，故6个月内的婴儿，尤其是母乳喂养的婴儿很少生病。但是满6个月后，随着婴儿生长需要的增加，体内的铁、锌逐渐不足，这时候含铁、锌丰富的食物如果不能及时添加，婴儿会出现生理性贫血、呼吸道和消化道感染，因此需要补充一些微量元素。

目前我国的各级医疗保健单位，尤其是妇幼保健单位、儿童医院、综合医院等，已经将人体元素(铅、锌、铜、钙、镁、铁等)检测作为常规项目。可用于人体微量元素检测的方法有同位素稀释质谱法、分子光谱法、原子发射光谱法、原子吸收光谱法、X射线荧光光谱分析法、中子活化分析法、生化法、电化学分析法等。但在临床医学上广泛应用的方法主要为原子吸收光谱法。一般在婴儿满6个月后，医生会根据婴儿具体的临床症状选择性地做微量元素检查，适时补充微量元素。

10~12个月婴儿的生长规律是什么？

　　10~12个月婴儿体格增长进一步减慢，每月体重增加0.15~0.25千克，身高增长1~1.5厘米，出牙4~6颗。12个月时，婴儿体重为出生时的3倍，身高平均为75厘米，头围比出生时增长12厘米，达到46厘米。

10~12个月婴儿的运动发育规律是什么？

10~12个月婴儿的运动发育情况如下：

❶ 大运动发展方面

爬行已经很好。可以扶栏站立，蹲下取物再站起。会逐渐扶着家具行走，可以牵着双手或单手行走。11~12个月婴儿可以独站几分钟，有的会独行数步。由仰卧到坐位到爬行再到站立，灵活变换体位。

❷ 精细运动发展方面

可以拇指和食指对接捏小丸，腕部离开桌面，与成人相似。会搭两个积木，会听指令将物体放进篮子里。可以自己拿东西吃，会拿笔涂涂点点。

10~12个月婴儿的神经心理发育规律是什么？

　　10~12个月婴儿对词语的感知力强，11~12个月婴儿可以正确地指出图片上几种物品，听指令指物做动作，比如会指"妈妈在哪里"，听到"不要动不要拿"会停下来。12个月婴儿会有意识地叫妈妈，提到狗狗可以模仿发声"汪汪汪"。情绪反应已经可以准确地表示愤怒、害怕、嫉妒、着急、同情。用手势表示需求，喜欢独立。不喜欢被抱，可以玩一些简单的想象的游戏。

如何增强10~12个月婴儿的运动能力？

　　不建议家长给婴儿用学步车。应给婴儿提供足够的运动场地，让婴儿扶着沙发、茶几行走，独站片刻，牵手走。也可让婴儿撕纸，捏小物装进瓶子里。

如何促进10~12个月婴儿的神经心理发育？

　　多与婴儿讲解经常接触到的物品，经常询问"什么在哪里""给我看看你的什么"，做欢迎、再见等动作，让婴儿做出相应的反应，并且模仿发音。经常给婴儿讲解图片，询问"什么在哪里"。与婴儿做"躲猫猫"的游戏，辅助婴儿自己拿勺子，用杯子喝水。

如何与10~12个月婴儿做亲子游戏？

可以跟婴儿做洗澡游戏。洗澡时给予一些小玩具如小鸭子，演示小鸭子不同的玩法。

与婴儿一起听音乐，随着音乐的节奏打拍子。

拿出积木两块搭一搭，积木放在杯子里，积木藏起来让婴儿找。

给婴儿讲解图画书，任由婴儿翻来覆去地看，看图指物，用笔涂涂画画。

10~12个月婴儿的饮食行为特点是什么？

　　10~12个月婴儿已经可以独坐稳当，可以用双手或者单手抓握食物自行进食。可以尝试拿小勺让婴儿自行从碗中取物自食，训练婴儿手眼协调能力，估计食物与自己的距离；给予较为粗糙的食物以利于牙龈按摩促进萌牙；舌头将食物推至两侧牙槽初步咀嚼，不断提升婴儿的进食技能。家长要避免给婴儿替代过多，给予食物过于细腻，或者一切代劳，不给婴儿锻炼进食技能的机会，避免其后在接受固体食物、运动协调、感觉统合等方面造成一定延迟。

10~12个月婴儿每天的奶量是多少？怎样安排饮食较好？

对10~12个月的婴儿，可一昼夜喂奶2~3次，但一日奶量不宜少于500~600毫升，每天早晚各喂奶一次，中餐、晚餐吃饭和菜，并在早餐逐步添加转奶期食物，上、下午可供给适当的水果、饼干、点心等，下午可酌情加喂一次奶。

改变食物的形态，由稀过渡到稠；由烂面过渡到挂面、面包、馒头；由肉末过渡到瘦肉；由菜泥过渡到碎菜。

平衡膳食有哪些好处？

截至目前，世界上还没有一种食物含有人体所需要的全部营养素。一种食品可能富含某些营养素，缺乏其他营养素，而另一种食品则相反。如果注意食品的多样化，就能充分地获得人体所需的各种营养素。人体所需的六大营养素来自不同的食物，如果只偏食某几种食物，就会出现各种各样的营养素缺乏症，从而引起营养不良或者某些营养素过多症。

随着婴儿不断生长发育，他的饮食结构逐渐发生变化，原来作为辅助食品的食物渐渐转变为主食，这时家长特别要注意婴儿饮食品种的多样化及食物的合理搭配。

食物为人体提供了各种营养素，而各种营养素在体内发挥着不同的营养功能。如蛋白质能促进生长发育，形成新组织，修补身体组织，增强抵抗力等。脂肪是体内供给热能的食物，并且有利于脂溶性维生素的吸收；体表脂肪能防止体热散失，内脏周围的脂肪能保护脏器不受损伤。无机盐参与构成身体组织，而维生素则维持身体健康，调节生理功能等，这些营养素人体都不能缺少。当饮食中的各种食物既丰富又搭配合理时，人体对营养素的吸收利用率最高，而且多样化和合理搭配，可使食物色香、味美，从而提高婴儿的食欲。无论如何，婴儿的膳食都应做到荤素搭配，米面搭配，粗细搭配，不要偏食和忌食，让婴儿从小养成良好的饮食习惯。一些营养性疾病如肥胖、心血管疾病等往往是许多不良饮食习惯的结果，常常在很小的时候就埋下了病根。

怎样纠正孩子的偏食习惯？

您的孩子一岁左右已会挑选他自己喜欢吃的食物，如果处理不好，很容易造成孩子挑食或偏食的习惯，如偏爱甜食，偏爱吃肉、鱼，不吃蔬菜，偏爱咸辣等。长期挑食或偏食，很容易造成营养失调，影响孩子的正常生长发育和身体健康。

怎样使孩子不挑食或偏食呢？

❶ 引起兴趣

孩子一般习惯于吃熟悉的食物，因此对孩子开始出现偏食现象时不必急躁、紧张和责骂。应采用多种方法引起孩子对各种食物的兴趣，如对偏爱吃肉不吃蔬菜的孩子可告诉他"小白兔最爱吃白菜，妈妈爱吃，宝宝也爱吃"，以引起孩子的兴趣。

47

❷ 以身作则

孩子的饮食习惯受父母的影响非常大，所以父母要为孩子做出榜样，不要在孩子面前议论哪种菜好吃，哪种菜不好吃；不要说自己爱吃什么，不爱吃什么；更不能因自己不喜欢吃某种食物，就不让孩子吃，或不买、少买。为了孩子的健康，父母应改变和调整自己的饮食习惯，努力让孩子吃到各种各样的食品，以保证孩子生长发育所需的营养素。

❸ 食物品种、烹调方法的多样化

每餐菜种类不一定多，2~3种即可，但要尽量使孩子吃到各种各样的食物；对孩子不喜欢的食物，可试着换一种烹调方法。

10~12个月婴儿每天排便几次是正常的?

      10~12个月婴儿的辅食已形成规律, 已经添加了肉、蛋、蔬菜, 因此, 大便较为规律, 每天1~2次或者1~2天一次, 大便已经呈条状软便。有的婴儿大便时间规律也建立得很好, 大部分是晨起喝完奶后排便。

婴儿几天不排便是正常还是异常？

如果婴儿2~3天甚至4~5天一次排大便且大便干、硬，可能为便秘。引起便秘的原因很多，处理的方法也不尽相同。挑食、偏食或食量极少引起的大便干燥，应多吃青菜、水果，多喝水和多吃些脂肪类食品；不规律的排便习惯造成的大便干燥，应培养按时大便的习惯；活动量过小或患有佝偻病、营养不良等，使肠功能紊乱而引起的便秘，可适当增加些活动量，有疾病的婴儿应及时治疗。

对便秘时间较长的婴儿，每天早晨喝一杯盐开水，可增加肠蠕动，对改善便秘比较有效。此外，按摩腹部的方法也可以缓解便秘症状，具体方法为成人用手掌顺时针方向按摩婴儿的腹部，每日1~2次，每次按摩3分钟。如果婴儿伴腹胀、呕吐等症状，可能有先天性巨结肠、肠梗阻等可能，应及时转外科处理。

10~12个月婴儿每天的睡眠时间是多少？怎样合理安排婴儿的睡眠？

　　10~12个月婴儿每天的睡眠时间为10~12小时，白天为2~3小时，晚上为9~10小时。上午的睡眠时间很短，大概30~60分钟；下午1~3点午睡，大概1.5~2小时。午睡时间最好不要超过下午3点。晚上9点后入睡，夜间停掉夜奶。

婴儿的视力多少是正常的？

婴儿出生即有视觉，但视觉不敏感。对光的刺激有反应，有瞳孔对光反射，但是眼外肌肉调节能力比较差。视觉自3～4个月开始部分调节，12个月时逐渐完善。婴儿出生时为远视，属于生理性远视，随着年龄的增长而逐渐正常化。具体发育规律如下：1个月有保护性瞬目反射；4个月视力为0.05，会看自己的手；6个月视力为0.06；12个月视力为0.20～0.25；2岁视力为0.50；3岁视力为0.60；4岁视力为0.80；5～6岁视力为1.00。根据《0～6岁儿童健康管理服务规范》的规定，视力的检查在1岁内至少有2～4次。早产儿在满月后需要做眼底检查。

婴儿正常的听力发育规律如何？

　　新生儿出生后因外耳道残留羊水，听觉不敏感，一周后排出羊水后听力明显改善。随着年龄的增长，听觉敏感度增高。足月儿对强烈声音出现反应，表现为呼吸改变、惊跳、眨眼、啼哭等。婴儿在3个月时可以辨别声音方位，4个月时能分辨成人声音，8～9个月时可以分出声音情绪，对严厉斥责声会哭闹。婴儿到了1岁，就可以听懂简单的指令了。根据《0～6岁儿童健康管理服务规范》的规定，听力在出生及42天时要做筛查，有异常的要在3个月时复查，在1岁内至少检查2次。听力的正常发育对于婴儿语言认知的作用巨大。

婴儿在9个月会叫爸爸妈妈吗？

婴儿从牙牙学语到会说成句的、有功能的语言，是一个不断发展完善的过程。在婴儿期，没有词语，婴儿也可以和家长有恰当的交流，我们称之为前言语阶段，又称为语言准备期；当婴儿能说出被人理解的词汇时，我们称之为语言发展期。

在语言准备期，1个月后的婴儿不同的哭声有不同的含义，有经验的家长会分辨出是否是因为饥饿或者是因为疼痛。6个月前，婴儿会无意识地发出a、o、e、i、u等音，其后会逐渐发p、m、f、h、k等音。6个月后会逐渐发出元辅音，如ba、ma等，婴儿逐渐体会到控制发音器官的乐趣，家长也因此欢欣鼓舞。虽然没有实际意义，但却是一个重要的发展时期，为今后真正的语言表达提供条件，同时语言理解也能得到突飞猛进的发展。6个月后的婴儿可以开始理解一些词汇，比如听到自己名字会回头，9个月时问妈妈在哪里可以去找，婴儿会跟着指令做"欢迎""再见"等动作。1岁后，婴儿的理解力更强，可以听懂更复杂的指令。

　　1岁后进入语言的发展期，通过调动各种感官，婴儿模仿家长的语音、语调、句法和用途，口语逐渐发展，从单纯的词汇发展到简单句式，到1.5岁时大约有100个词汇量，2岁时有300～400个词汇量，3岁时有1000个以上的词汇量。

婴儿好动不停是不是多动症？

　　婴儿总是好动不停，家长难免会怀疑婴儿是否注意力不集中，是否有多动症。一般注意力缺陷、多动是发生在儿童期，主要症状是注意力缺陷、多动冲动并且影响到学业和人际关系，所以婴儿期没有此项诊断。

　　注意力是指心理活动对一定对象的指向和集中。婴儿注意力在发展过程中逐渐由无意注意转为有意注意。1个月婴儿对强烈的声响注意明显，3个月婴儿可以集中注意看人脸，整个婴儿期注意时间短暂，注意力在数十秒到数分钟之内，且以无意注意为主，注意容易分散，这就是婴儿哭闹可以用别的玩具吸引，婴儿的注意很容易转到新的事物中去的原因。随着年龄的增长，认知发展，婴儿的注意力逐渐增强，为学龄期的学习做好准备。

婴儿的记忆有多长时间?

家长通常认为婴儿没有记忆力，或者记忆短暂。但是，记忆自新生儿起就出现了，在出生后2周，新生儿对哺乳姿势出现条件反射即早期的记忆。婴儿在3~4个月时开始认人，5~6个月时可以认识妈妈，1岁时可以想起数十日前的事情，3岁可以想起数月前的事情。大多数人对童年的记忆都开始于3岁之后。

记忆是人脑对经历过的事物的识别、保持、再认识或者重现，是进行思维、想象等高级心理活动的基础。注意和记忆两者关系密切，给婴儿提供了丰富的素材，并且给予玩耍或游戏，婴儿的注意力与记忆力都可得到快速发展。

婴儿不理人是不是孤独症？

婴儿孤独症属于儿童精神病，此病发生于3岁前的小儿，且男孩患者明显多于女孩。本症有如下特点：

❶ 社会交往障碍

有的患儿在婴儿时期就表现出缺少面部表情，当大人抱起时，患儿不像正常孩子那样会伸出双手，显出期待的姿势，有的甚至拒绝别人的搂抱。当父母离他而去时无明显的依恋，接近他时也无愉快的表情，视同陌生人。有时亲人叫他时，往往无反应，以致令人怀疑其是否有听力问题。

❷ 言语发育障碍

有的沉默不语或较少使用语言，有的语言完全消失，以手势或其他姿势表达愿望和要求；有的表现为自顾自地说话，不与他人主动交谈，也不理会周围环境或别人的谈话主题；有的却刻板、重复地说话或模仿别人说话，如反复讲一样的"小故事"。

❸ 兴趣范围狭窄和刻板、僵硬的行为方式

如每天要吃同样的饭菜，对某些物品特别迷恋，如喜欢瓶盖、手绢、车轮，并终日拿着不放。

❹ 感知觉异常

有的患儿对声音或光线特别敏感，如听到一点声音就捂住耳朵，或斜眼、皱眉地看光线；有的患儿十分迟钝，即使有疼痛刺激也无大的反应。

❺ 智力低下

大约3/4的患儿的智商低于正常水平。孤独症与智力落后的区别在于前者虽然智商低，但可具有某些特殊的能力，如对路线、数字、地名、日期推算等有不寻常的记忆力，而后者社会化相对较好，大多数愿意与人

交往。

孤独症是慢性病程，大约1/3的患儿没有独立社交能力，不能学会任何独立的生存本领，无法独立生活。

6个月大的婴儿对自己的名字已经比较敏感，听到名字会回头。如果到1岁时叫名字还没有反应，应尽快到医院彻底检查听力是否受损。如果听力正常，建议到儿童保健科进行发育水平以及孤独症筛查。

为什么婴儿经常流口水？

我们经常看到好流口水的婴儿，好流口水可能有以下几个方面的原因：

① 可能患有口腔疾病

很多哺乳期的妈妈饮食不注意，吃的食物辛辣油腻，会影响乳汁的分泌，婴儿吃了这样的奶水，扁桃体受到刺激容易发炎，疼痛感刺激到神经，神经再传递给唾液腺，会分泌大量的唾液。婴儿的吞咽功能比较差，唾液就会从嘴里流出。当家长发现婴儿的嘴角有大量唾液时，要观察是不是他的口腔出了问题，还要用纸巾尽快帮他清理干净，以免口水中的物质刺激到他脸部的皮肤。

❷ 可能患有呼吸道疾病

婴儿的抵抗力比较差，易患急性上呼吸道感染，严重的时候会出现鼻炎、鼻塞等症状。婴儿用鼻子呼吸感到困难的时候，就会用嘴巴协助呼吸，张嘴的次数多了，口水就会变多。当家长发现婴儿用嘴呼吸的时候，要尽快带他去医院，检查一下是不是鼻部出现了问题，并尽早治疗。

❸ 咀嚼功能差

有些婴儿快1岁了，排除身体疾病的情况，还是经常流口水，很可能是平时喂养辅食的时候，食材太细造成的。虽然这样的辅食很容易消化，但却无法锻炼婴儿的咀嚼能力，口水容易增多。

❹ 可能开始长牙了

婴儿在6个月大的时候，就会开始长乳牙。刚开始长牙的时候，婴儿的牙龈组织会发生肿胀，容易压迫到牙神经，唾液腺受到牙神经的影响，就会分泌大量的唾液。婴儿的吞咽功能不完善，部分唾液就会止不住地流出来，此时注意口腔卫生就可以了。

婴儿经常哭闹是不是脾气不好?

　　婴儿出生时即有初步情绪反应，一般吃饱睡足情绪就会愉快，饥饿、瞌睡或者身体不舒服时就会哭闹、情绪不佳。在1岁内，婴儿逐渐发展愉快、惊奇、厌恶、痛苦、悲伤、愤怒、惧怕等情绪反应。具体来说，婴儿在1～3个月时出现看见人脸后会微笑，在5～7个月时会有惧怕情绪，在6～8个月时见到陌生人会焦虑紧张，离开妈妈会悲伤，在1岁时看到新奇的事物会好奇。1岁后会有更复杂的自豪、内疚、嫉妒等情绪。

　　婴儿情绪不稳定，产生的情绪来得快去得也快，并且极小的刺激就会引起强烈的反应。婴儿对自己的情绪毫不掩饰，所以爱哭不一定是脾气的问题，随着年龄增长会有一定改变。

父母对孩子性格的影响如何？

父母是孩子的第一任老师，家庭是孩子发育成长的重要环境，是接受熏陶教育的园地，因此家庭教育十分重要。

研究表明，如果父母对待孩子是民主的，孩子性格会独立大胆，善于与别人交往、合作；如果父母过于严厉，孩子会缺乏自信自尊；如果父母溺爱，孩子会任性，缺乏独立；如果父母过于保护，孩子就被动依赖、缺乏社交；如果父母的意见不统一，孩子就会警惕性高且投机取巧。

婴儿期的父母养育孩子会对孩子性格的形成具有深远影响，家庭稳定和睦，夫妻互敬互爱，工作、生活态度积极向上，孩子便会有较好的性格发展。

性格会在婴儿期形成吗?

性格是个性的核心部分，是指对自己、对人、对事物比较稳定的态度。性格不是先天形成的，而是后天塑造的，婴儿期只是性格形成的初级阶段。在今后的生活学习中，性格会进一步得到发展。在婴儿期，如果基本生理需求及时得到满足，使婴儿产生信任感，婴儿的性格就会向良好的方向发展；如果不能及时满足生理需求，婴儿就会产生不信任的感觉，可能会影响其今后的性格发展。

为了培养良好的性格，家长要有良好的育儿知识，身心健康，积极向上，创造良好的生活环境，发扬婴儿积极的性格特征，消除婴儿消极的性格特征。

婴儿的气质类型会变吗？

气质是个性心理特征之一，是人生来就有的明显而稳定的个性特征。气质与遗传有关，且无好坏之分，包括易养型、难养型、发动缓慢型和中间型四种类型。绝大多数婴儿为易养型，比较随和且适应性强，而难养型婴儿个性敏感且情感丰富，发动缓慢型婴儿冷静、深沉、实干，中间型婴儿则介于易养型与难养型之间。

气质类型一般比较稳定持久，出生即表现各异，变化最小。长期追踪，气质稳定连续。除非后天环境剧烈变化，气质才出现较大变化。

什么是亲子依恋关系？

　　婴儿在出生后的前几个月，是依恋关系形成的最重要时期。良好的依恋关系使得婴儿有安全感，对于其今后的性格、情绪发展有重要的作用。

　　依恋是婴儿寻求与母亲或其他抚养者保持身体和感情亲密联系的倾向，是情感最初的社会化重要标志。主要表现为微笑、身体接近、依偎跟随等，其后表现为对抚养者明显的偏爱，与抚养者分开时痛苦哭闹，对陌生人警戒焦虑等。

亲子关系如何形成？

　　安全的亲子依恋来源于良好的亲子互动与交往，早期良好的亲子交往为婴儿提供了丰富的刺激，如母乳喂养、拥抱安抚、目光对视、亲子游戏、生活照料等，为婴儿认识周围世界、探索周围世界提供了支持。早期亲子关系不良的婴儿，在今后的语言与智力发展、处理问题能力等方面均较亲子关系好的婴儿差。亲子关系好的婴儿安静踏实，有安全感，能更好地接受与完成协作任务，情绪积极愉快，容易信任他人，今后社会性知识、行为习惯和道德准则也更容易建立。

　　满6个月后，随着婴儿的脑前叶发育和自身安全感的需求，对于能够提供给他安全感的带养人，婴儿会逐渐产生浓厚的依恋关系。这个依恋对象大多是母亲，也可

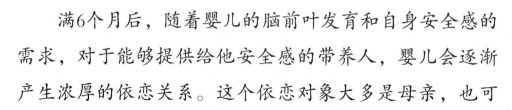

以是父亲和其他给予婴儿情感呵护的照看人。只要母亲在他身边，婴儿就能安心地玩耍，探索周围的环境。所以，能够及时给予婴儿食物和水，及时更换尿片，清理婴儿卫生，对婴儿的情绪变化能及时回应，给予婴儿拥抱与爱抚，长时间的陪伴与守候，家庭氛围温馨愉悦，父母身体健康且心态积极阳光，与外界良好的社交互动，这些都是建立亲子关系的关键。希望父母能抓住这个关键时期，与婴儿形成良好的亲子关系，不要因为各种原因给自己留遗憾。

近1岁婴儿不与小朋友玩正常吗?

近1岁婴儿外出玩耍不与小朋友玩，家长对此忧心焦虑，这就涉及婴儿今后要建立同伴关系的问题。

一般来讲，同伴关系出现在1岁后，婴儿会简单交流，比如互相注意、互相交换玩具、简单模仿等，但是不能达到协同合作一起玩耍。2岁后出现一些合作性游戏，比如轮流、模仿等。在上幼儿园后合作性会进一步加强，同伴交往的比重会逐渐增大，社交技能与策略也会得到进一步提升。